Estibaliz Arantzamendi Solabarrieta

Síndrome Intestino Irritable: revisión dieta FODMAP y probióticos

Estibaliz Arantzamendi Solabarrieta

Síndrome Intestino Irritable: revisión dieta FODMAP y probióticos

Revisión Bibliográfica

Editorial Académica Española

Cover image: www.ingimage.com

Publisher:
Editorial Académica Española
is a trademark of
Dodo Books Indian Ocean Ltd. and OmniScriptum S.R.L publishing group

120 High Road, East Finchley, London, N2 9ED, United Kingdom
Str. Armeneasca 28/1, office 1, Chisinau MD-2012, Republic of Moldova, Europe
Managing Directors: Ieva Konstantinova, Victoria Ursu
info@omniscriptum.com

Printed at: see last page
ISBN: 978-620-8-82651-2

Revisión bibliográfica de la dieta FODMAP y los probióticos en el tratamiento del Síndrome de Intestino Irritable

Presentado por: Arantzamendi Solabarrieta, Estibaliz

Tipo de TFM: Diseño de una dieta para una patología concreta

Director/a: López Peón, Laura

Ciudad: San Sebastián

Fecha: 23/06/2021

ÍNDICE

1. INTRODUCCIÓN

1.1 DEFINICIÓN Y PREVALENCIA DEL SÍNDROME DE INTESTINO IRRITABLE

El Síndrome de Intestino Irritable (SII) es un trastorno funcional del tubo digestivo crónico y benigno que cursa con dolor y/o hinchazón abdominal y alteración del ritmo de las deposiciones pudiendo tener estreñimiento, diarrea o la alternancia de ambos[1].

Se considera una patología muy frecuente ya que tiene una incidencia del 10-15% de la población, con una mayor prevalencia en las mujeres[1]. Es cierto, que esta incidencia puede variar en función de los criterios diagnósticos utilizados[2].

No se califica como un trastorno grave, pero puede afectar mucho a la calidad del paciente en función de la intensidad de su sintomatología[1], llegando incluso a la exclusión social en algunos casos. La mejoría de la calidad de vida está directamente relacionada con la mejora o desaparición de los síntomas[2].

Cabe destacar también el gasto económico que supone este SII. Hay estudios realizados en Estados Unidos que hablan de millones de dólares. El SII supone gastos directos como son las visitas al médico, a urgencias, pruebas diagnósticas, ingresos...y gastos indirectos como cirugías innecesarias, menor productividad en el trabajo e incluso abstención laboral[2].

1.2 DIAGNÓSTICO DEL SÍNDROME DE INTESTINO IRRITABLE

En 1978 se establecieron los primeros criterios, criterios de Manning, publicados por Manning et al.[3] que han sido de gran utilidad y han permanecido durante más de 30 años[2].

A día de hoy, tras diferentes descubrimientos y variaciones, el criterio de diagnóstico que se utiliza es el de Roma IV, publicado en mayo de 2016[4]. Según los criterios establecidos en Roma IV, para poder diagnosticar el SII, debe de haber presencia de dolor abdominal recidivante, al menos una vez a la semana y relacionarlo a dos o más de los siguientes criterios: dolor asociado a la defecación, al cambio en la frecuencia de deposiciones o al cambio en su consistencia. Estos síntomas deben de haber permanecido durante los últimos tres meses y haberse iniciado mínimo seis meses antes del diagnóstico[2].

El criterio de Roma IV recomienda dividir el SII en cuatro tipos en función de la consistencia de las deposiciones, utilizando la escala de Bristol[2 p15]:

- SII con estreñimiento: más del 25% de las deposiciones son del tipo 1 y 2

- SII con diarrea: más del 25% de las deposiciones son del tipo 6 y 7
- SII mixto (alterna estreñimiento y diarrea): más del 25% de ambas
- SII no clasificable: menos del 25% de ambas

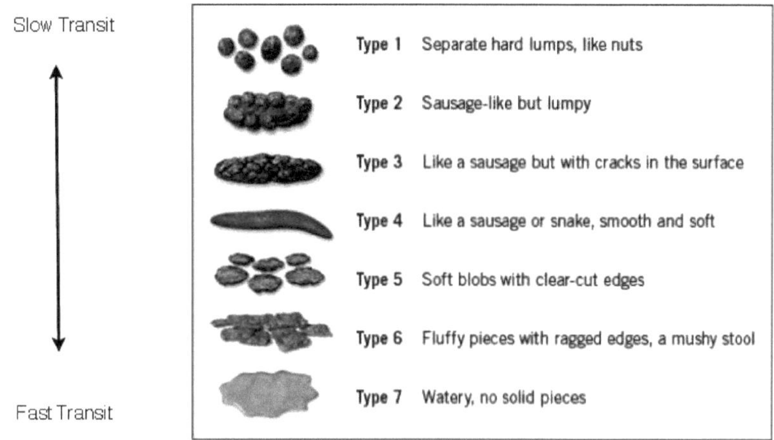

Figura 1: Escala Bristol de heces (Figura de Andresrguez 2014[5])

Para poder valorar correctamente el subtipo de síndrome de intestino irritable, el paciente no debe de estar tomando ninguna medicación que pueda modificar la consistencia de sus heces y tiene que valorar sólo las deposiciones que no sean normales. A lo largo del tiempo, puede que el paciente vaya cambiando de subtipos[2].
Su diagnóstico irá siempre determinado por un médico especialista teniendo en cuenta la sintomatología del paciente y el resultado de las pruebas pertinentes.

1.3 MANIFESTACIONES CLÍNICAS

Como se ha mencionado anteriormente, el SII va acompañado de dolor y/o hinchazón abdominal y de alteraciones en las deposiciones pudiendo tener estreñimiento, diarrea o la alternancia de ambos. El dolor es un síntoma imprescindible para el diagnóstico del SII. No obstante, cada paciente lo puede presentar de diferente manera, algunos de tipo cólico, otros constante; puede ser de diferente localización e intensidad, e incluso puede o no mejorar con las deposiciones[2].
El SII puede ir asociado a múltiples síntomas extraintestinales, entre ellos: fibromialgias, fatiga crónica, dolor pélvico crónico, dolores musculares... pero se podrían mencionar muchas más[2].

1.4 CAUSAS DEL SÍNDROME DE INTESTINO IRRITABLE

Se desconoce el origen del SII, pero se han barajado diferentes teorías a lo largo de los años[1]:

-alteración de la motilidad del colon[1]

-infección gastrointestinal[1]

-factores psicológicos como el estrés y la ansiedad[1]

-intolerancia o sensibilidad alimentaria[1]

-hipersensibilidad visceral[2]

-inflamación intestinal y alteración de la barrera[2]

-alteración de la microbiota intestinal[2]

-malabsorción de nutrientes[2]

-aumento de la concentración de sales biliares en el lumen del colon[2]

1.5 DIETA Y SÍNDROME INTESTINO IRRITABLE

Dada la alta incidencia en la población y al trabajo que realizo en la oficina de farmacia constato diariamente muchas consultas en la botica buscando recomendación farmacéutica para mejorar su sintomatología.

Desde la farmacia, se observa que la mayoría de los pacientes que han sido diagnosticados de SII no han sido informados de la enfermedad y de los posibles cambios que pueden hacer en sus hábitos de vida para mejorar su sintomatología y como consecuencia su calidad de vida. Se limitan simplemente a tomar la medicación prescrita por el médico para paliar los síntomas. Suelen ser laxantes, antidiarreicos, espasmolíticos... Los pacientes, habitualmente, desconocen la importancia de las medidas higiénico-dietéticas o complementos que pueden ayudarles también en el control sintomatológico. Es frecuente que cuantos más síntomas tengan, más nos soliciten consejos para sobrellevar la situación. Las medidas dietéticas, son importantes en cualquier estado de la enfermedad para ayudar en la calidad de vida, y no solo en los casos más extremos.
A día de hoy, no existe un tratamiento curativo, pero se puede conseguir una mejoría en la clínica del paciente con unos buenos hábitos higiénico-dietéticos[1].

Con la dieta se trata de que el paciente cumpla con las necesidades nutricionales e identifique aquellos alimentos que puedan afectar negativamente a su sintomatología.

En los últimos años, a raíz de un estudio publicado en el 2008 por la Universidad de Monash, en Melbourne, que sugería que los hidratos de carbono fermentables (FODMAP: siglas en inglés, fermentable oligosaccharides, disaccharides, monosaccharides and polyols) podían ser los causantes de la sintomatología en el SII, los estudios se han basado en la dieta baja en FODMAP como una propuesta para mejorar los síntomas en los pacientes con SII[6]. Se trata de una dieta baja en oligosacáridos, disacáridos, monosacáridos y polialcoholes fermentables. Los FODMAP son carbohidratos de cadena corta y azúcares alcohólicos que son mal absorbidos en el intestino, son muy osmóticos y las bacterias los fermentan con mucha rapidez. Estos FODMAP parecen ser los responsables de los síntomas gastrointestinales del SII[7].

La dieta baja en FODMAP consiste en una dieta de tres fases: la primera de eliminación, la segunda de reintroducción y la tercera de mantenimiento. Se comienza la primera fase con alimentos bajos en FODMAP (zanahoria, calabaza, judías verdes, avena, maíz, quinoa, plátano, kiwi, mandarina...) y en la segunda fase se van reintroduciendo poco a poco alimentos con mayor contenido en FODMAP (alcachofas, espárragos, puerros, ajo, cereales de trigo, manzanas, peras, cerezas...) hasta que finalmente se llegan a identificar los alimentos y cantidades que puede llegar a ingerir el paciente sin que le provoquen ningún síntoma[7].

Sería interesante explorar la evidencia disponible sobre la dieta FODMAP y su repercusión en el síndrome de intestino irritable.

1.6 PROBIÓTICOS Y SÍNDROME DE INTESTINO IRRITABLE

Además de la dieta, se empieza a hablar de los probióticos como una opción para mejorar la sintomatología del SII[8]. La microbiota de los pacientes con SII difiere de la de los pacientes sanos, lo que hace pensar que existe una relación directa entre la microbiota y el SII[7].

Existen estudios que sugieren el beneficio de los probióticos sobre los síntomas del SII: dolor abdominal, hinchazón, hipersensibilidad visceral, diarrea, estreñimiento...[8-10]

1.7 DIETA MÁS PROBIÓTICOS EN EL SÍNDROME DE INTESTINO IRRITABLE

Teniendo en cuenta los dos apartados anteriores, revisar la evidencia disponible sobre la dieta FODMAP y los probióticos en el tratamiento de la sintomatología del SII ayudaría a valorar la posibilidad de utilizar éstos para mejorar el bienestar y la calidad de vida de las personas diagnosticadas de SII.

Desde la farmacia podría ser el combo perfecto para ayudar a los pacientes a disminuir la gravedad de sus síntomas, proporcionar unas recomendaciones higiénico-dietéticas y complementarlo con la toma de probióticos para fomentar la mejora de la sintomatología.

2. OBJETIVOS

El objetivo es analizar la evidencia sobre las repercusiones de la dieta FODMAP y de los probióticos en la sintomatología del SII.

Finalmente, en base a la revisión de la literatura se presenta un decálogo con las principales recomendaciones para poder utilizarlo en la oficina de farmacia como recurso para los pacientes.

3. METODOLOGÍA

Se ha realizado una revisión integrativa de la literatura. Ésta resume la literatura empírica (incluyendo tanto diseños metodológicos cuantitativos como cualitativos) y la teórica aportando una comprensión más completa de un problema de salud particular. Es un tipo de revisión que presenta el estado de la ciencia sobre el tema de estudio y tiene aplicabilidad directa para la práctica.

3.1 ESTRATEGIA DE BÚSQUEDA

La revisión se ha realizado sistemáticamente. La principal búsqueda de información ha sido en PubMed, estructurando la estrategia de búsqueda entorno a los términos: irritable bowel syndrome, FODMAP y probiotics. Se comprobó si había términos MeSH pertinentes y se identificó que había términos MeSH para irritable bowel syndrome y probiotics; siendo éstos integrados en la estrategia de búsqueda.

Se hicieron 2 estrategias de búsqueda, una centrada en la dieta FODMAP y el SII y otra en el uso de probióticos y el SII. Las estrategias de búsqueda se limitaron a estudios publicados en los últimos cinco años, por su actualidad, y a no niños:

- Search ((IRRITABLE BOWEL SYNDROME [MeSH Major Topic]) AND FODMAP[Abstract]) NOT CHILDREN

- Search ((IRRITABLE BOWEL SYNDROME [MeSH Major Topic]) AND PROBIOTICS [MeSH Major Topic] AND "last 5 years" [PDat])) NOT CHILDREN

La búsqueda de información realizada en PubMed se completó con otras estrategias de búsqueda. Se solicitaron estudios a una marca comercial de probióticos, laboratorios PILEJE, seleccionando aquellos indicados en el síndrome de intestino irritable y buscando a su vez el estudio completo publicado. Éstos, fueron incluidos en la tabla de extracción de datos que se adjuntan en el anexo a pesar de no cumplir el criterio de exclusión de los años. Se añadieron porque son probióticos comercializados, de venta en farmacias y porque el laboratorio Pileje es uno de los pioneros en los estudios de los probióticos, comercializando uno de sus primeros probióticos en Francia en 1990[11].

3.2 CRITERIOS DE INCLUSIÓN Y EXCLUSIÓN

Se leyeron los títulos y resúmenes y se aplicaron los criterios de inclusión y exclusión. Los criterios de inclusión fueron: adultos, dieta FODMAP y probióticos y los de exclusión fueron: estudios de ancianos y personas con diversidad de patologías asociadas.

En el caso de los estudios sobre probióticos, se incluyeron también aquellos realizados in vivo/in vitro por la pertinencia de la evidencia.

Todos los artículos que cumplían con los criterios de inclusión se han leído los textos completos.

3.3 EXTRACCIÓN DE DATOS Y ANÁLISIS

Se ha realizado una extracción de datos sistematizada creando una tabla que incluye apartados de: autor/país/año, objetivo, metodología, dieta y probióticos estudiados, efectos medidos y resultados. Esto permitió el análisis de los resultados, facilitando su agrupación en diferentes temas a tener en cuenta: dieta FODMAP, probióticos y dieta FODMAP junto con probióticos.

Se crea un flujograma siguiendo las recomendaciones de PRISMA 2009[12] para mostrar el proceso de selección de estudios para la revisión.

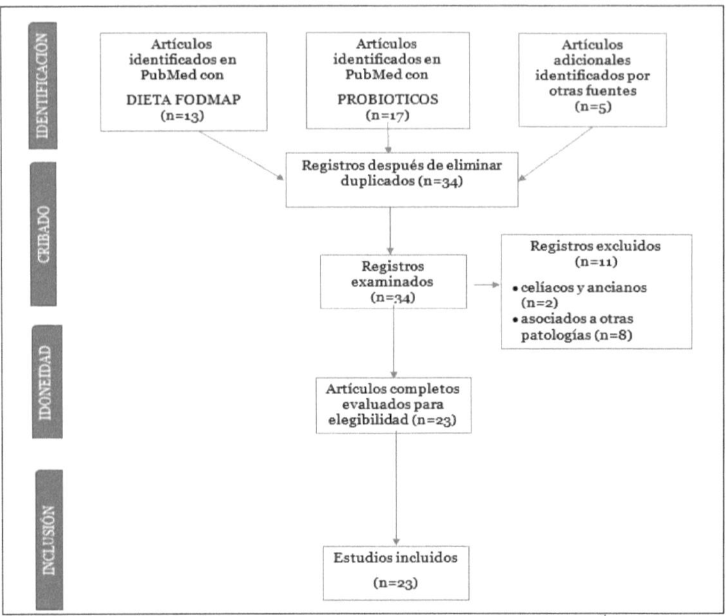

Figura 2: Flujograma sobre búsqueda bibliográfica sobre síndrome intestino irritable y dieta FODMAP y probióticos

4. RESOLUCIÓN

La resolución tiene como finalidad responder al objetivo del trabajo, para ello se ha estructurado en cuatro secciones principales: dieta FODMAP, probióticos, dieta FODMAP más probióticos y decálogo de recomendaciones. Los datos extraídos de los estudios en los que se basa esta resolución están disponibles en la Tabla 1 de extracción de datos de dieta, en la Tabla 2 de extracción de datos de probióticos y en la Tabla 3 de extracción de datos de dieta más probióticos (Anexo 1).

4.1 DIETA FODMAP

4.1.1 Características generales de los estudios

En total se incluyeron 11 estudios en la revisión. Los estudios se realizaron en diversidad de países: Dinamarca (n:2)[13,14], Rumania (n:2)[7,15], Finlandia (n:2)[16,17], Alemania (n:1)[18], EEUU (n:1)[19], Noruega (n:1)[20], Italia (n:1)[21], Inglaterra (n:1)[22].

La metodología predominante es la cuantitativa (n:7)[13-17,19,21]. También hay 3 revisiones de la literatura[7,18,20] y 1 estudio cualitativo[22].

Cabe destacar que todos los estudios realizados en personas (n:7)[13,14,16-18,21,22], son en pacientes diagnosticados previamente de SII, en la mayoría de los casos diagnosticados con el criterio Roma III (n:5)[13,14,16,17,22]. En los dos restantes, uno con el criterio Roma IV[21] y en el otro[18] se incluyen pacientes diagnosticados con diferentes criterios (Roma II, III, IV o criterio NICE). Casi todos los estudios (n:6)[13-15,17,18,21] han utilizado los mismos instrumentos de medida para valorar la sintomatología, lo que facilita la comparación de los resultados.

El número de pacientes de cada estudio es muy diverso, abarcando cifras que van desde 7 a 180 pacientes, en todos ellos hay una prevalencia de mujeres (ver Tabla 1. Extracción de datos de dietas).

4.1.2 Características dieta FODMAP y otras

a) Características dieta FODMAP

Como se ha mencionado anteriormente (apartado 1.5), la dieta FODMAP es una dieta con bajo contenido en hidratos de carbono fermentables (oligosacáridos, disacáridos, monosacáridos y polioles). En este estudio se han identificado dos artículos que se centran únicamente en la dieta FODMAP, aunque lo hacen desde dos puntos de vista totalmente diferentes, uno se centra en cómo gestionan los pacientes la información recibida de la dieta baja en FODMAP[22] y el otro se centra en los cambios que se producen en la sintomatología de la enfermedad con este tipo de dieta[14].

Trott et al.[22] se basa principalmente en valorar la experiencia de los pacientes en el uso de la información de una dieta baja en FODMAP informada por médicos de cabecera y gastroenterólogos. Es el único estudio que valora la información recibida por los pacientes. Los médicos, en el estudio, proporcionaban una hoja de información que consistía en una lista de alimentos a consumir y alimentos a evitar. Los pacientes que participaron en el estudio consideraron que la información facilitada era escasa y de hecho la completaban buscando más datos en recursos digitales y en línea generándoles la duda de si se trataba de información fiable o no. Por falta de información de la dieta baja en FODMAP, lo que ellos entendían por dieta saludable no se correspondía con la lista ofrecida, hecho que dificultaba el seguimiento de la pauta. Por otro lado, las restricciones alimentarias les afectaban en su vida familiar y social ya que en casa dejaban de cocinar alimentos que gustaban al resto de la familia y en cuanto a la vida social les resultaba complicado no poder disfrutar con sus amigos de lo que realmente les gustaba y les unía.

El artículo de Maagaard et al.[14] estudia los resultados de una dieta baja en FODMAP durante 6-8 semanas con una restricción inicial y con la reintroducción posterior de pequeñas cantidades de alimentos ricos en FODMAP para determinar el nivel de tolerancia individual y asegurar la variedad en su dieta. Se ofreció seguimiento a los pacientes bien de manera presencial en consulta, bien vía telefónica o incluso a través de correos electrónicos. La mayoría de los pacientes informaron efectos beneficiosos y satisfacción con el tratamiento dietético llevado a cabo. Los alimentos menos introducidos en la fase de reintroducción fueron el trigo, los lácteos y la cebolla.

b) Características de las dietas comparadas

Algunos estudios comparan una dieta alta en FODMAP con una dieta baja en FODMAP (n: 3)[13,18,19]. Otros, sin embargo, hacen comparaciones con dietas sin gluten (n:1)[21] porque éstas son bajas en fructooligosacáridos o con dietas modificadas disminuyendo algunos de los FODMAP, como pueden ser los disacáridos o polioles (n:1). Se comparan también dietas en las que sólo se ha modificado el pan (n:2)[16,17].

En los artículos que comparan una dieta baja en FODMAP y una dieta alta en FODMAP se pueden observar varias coincidencias. Los síntomas del SII empeoran con la ingesta de lactosa, fructosa, trigo y edulcorantes, es decir, con alimentos ricos en FODMAP[18].

Los intervalos en los que se hacen los estudios rondan entre las cuatro[19], seis[13] y seis-ocho semanas[14].

Los artículos de Cozma-Petruţ et al.[7] y El-Salhy et al.[20] hacen una revisión y comunicación y plantean dos líneas de actuación. Cozma-Petruţ et al.[7] propone en primer lugar una alimentación saludable en la que se limita la ingesta de alcohol, cafeína, picantes, grasas y fibra insoluble acompañado de actividad física y una buena hidratación. En el artículo comenta que el ejercicio regular moderado (caminar, yoga, nadar, andar en bicicleta) tiene efectos positivos en los pacientes con SII, que ayuda a disminuir los gases, la hinchazón y mejora el estreñimiento. Esta mejoría en los síntomas tiene un efecto positivo en la calidad de vida, fatiga y depresión de los pacientes. También plantea una tabla con grupos de alimentos altos en FODMAP y en paralelo alimentos del mismo grupo, pero bajos en FODMAP. Ejemplos: frutas altas en FODMAP: manzana, pera, sandía; frutas bajas en FODMAP: plátano, mandarina, melón. En el caso de no haber una mejoría con estos cambios aconseja una segunda línea de actuación, la dieta baja en FODMAP.

El artículo de El-Salhy et al.[20] también plantea dos líneas de actuación, la primera muy similar a la citada anteriormente. En este caso se trata de la dieta modificada NICE, que consiste en sustituir el trigo por el centeno y reducir la ingesta de cebolla, grasas, alcohol, cafeína, edulcorantes, fibra insoluble, alubias y guisantes y plantea una segunda línea de actuación, la dieta baja en FODMAP, en el caso de que no haya cambios significativos en la sintomatología con las primeras modificaciones.

Se han revisado dos artículos, Pirkola et al.[16] y Laatikainen et al.[17], en los que se plantea un estudio diferente. Se trata de comparar una dieta con pan de centeno normal con una dieta con pan de centeno bajo en FODMAP, sin modificar ningún otro aspecto de la dieta. En el estudio de Pirkola et al.[16] se utiliza una cápsula inalámbrica indigerible que lleva sensores y es capaz de medir el pH, la temperatura y la presión. De esta manera mediante un programa se mide la presión que hay dentro del intestino, las contracciones que se producen y el tiempo de tránsito de los alimentos. En el estudio de Laatikainen et al.[17] se observan las diferencias que hay en cuanto a la sintomatología comiendo un pan u otro durante cuatro semanas. Con ambos estudios se llega a la conclusión de que una dieta con pan de centeno bajo en FODMAP disminuye la fermentación del colon con una disminución en los gases y con una mejoría de los síntomas.

Finalmente, se ha revisado también otro artículo, Paduano et al.[21] en el que se comparan tres tipos de dietas: una dieta equilibrada, una dieta sin gluten y una dieta baja en FODMAP. Con las tres dietas se observa una mejoría general de los síntomas, pero solo la dieta baja en FODMAP y la dieta sin gluten logran mejorar la calidad de vida del paciente tanto en el aspecto físico como mental.

4.1.3 Instrumentos de medida de los síntomas

De los trece estudios relacionados con la dieta FODMAP, seis de ellos[13-15,17,18,21] valoran la sintomatología con el cuestionario IBS-SSS (irritable bowel syndrome severity score system)[23]. Éste es un cuestionario que solo está disponible en inglés, pero se ha utilizado internacionalmente y permite clasificar a los pacientes con SII en función de su gravedad. También se ha usado como guía para orientar y valorar la respuesta al tratamiento. Se trata de cinco preguntas, que hacen referencia a los últimos diez días: dos de ellas se refieren al dolor abdominal (a su intensidad y a su frecuencia), una a la intensidad de la distensión abdominal, una a la satisfacción por parte del paciente a cerca de sus movimientos intestinales y otra al impacto de la enfermedad en su actividad diaria. Cada pregunta se puntúa de 0 a 100, de manera que en función del valor obtenido hablaremos de pacientes sin enfermedad o en remisión (<75 puntos), pacientes con enfermedad leve (75-175 puntos), enfermedad moderada (175-300 puntos) y enfermedad grave en aquellos que superen los 300 puntos[23].

Algunos estudios (n:3)[14,17,21], lo combinan con la escala visual analógica del dolor (EVA)[24] o bien se basan solo en ella (n:1)[16]. Se trata de una línea que mide 10 cm y va enumerada de 0 a 10, siendo el 0 "no dolor" y 10 "el peor dolor imaginable". Por debajo de 4 se considera dolor leve o leve-moderado, entre 4-6 dolor moderado-grave y por encima de 6 se considera dolor muy intenso[24]. En los estudios en los que se valora la consistencia de heces se hace teniendo en cuenta la Escala de Bristol, ya mencionada anteriormente en la introducción.

4.1.4 Efectos en la sintomatología

En los estudios que comparan una dieta alta en FODMAP con una dieta baja, se observa que en la dieta baja en FODMAP se reduce significativamente la inflamación, la hipersensibilidad visceral, el dolor, la hinchazón y se produce una mejora en la consistencia de las heces [13,18,19] (ver Tabla 1 extracción de datos de dietas).

En los estudios que comparan una dieta con pan de centeno normal con una dieta con pan de centeno bajo en FODMAP se observa que el colon es la parte más afectada del intestino en el SII y que la acumulación de gases disminuye con la ingesta del pan de centeno bajo en FODMAP[16], acercándose a los niveles de significación estadística.

En el estudio que compara tres tipos de dieta (equilibrada, sin gluten y baja en FODMAP)[21] se observa una mejoría significativa de la sintomatología (severidad, dolor abdominal e hinchazón) en todas ellas, sin embargo, la consistencia de heces en pacientes con SII asociada a diarrea sólo se ve mejorada con la dieta baja en FODMAP. El dolor abdominal y la hinchazón, aunque mejoran con los tres tipos de dietas, es mayor con la dieta baja en FODMAP[21].

Se puede afirmar que en todos los estudios analizados que han usado una dieta baja en FODMAP se ve una mejora significativa en la sintomatología del SII. En algunos estudios[13,14,18,21] destacan unas mejoras (disminución del dolor abdominal, de la hinchazón y mejora en la consistencia de heces) y en otros[19], otras diferentes (disminución de la inflamación e hipersensibilidad visceral), pero en definitiva hay una clara mejoría.

Según el artículo de Cozma-Petruţ et al.[7] hay pacientes que notan mejoría de los síntomas al cabo de una o dos semanas de llevar una dieta baja en FODMAP y sin embargo otros necesitan tres o cuatro semanas. La duración de la dieta baja en FODMAP está determinada por cada estudio en concreto, pero siempre se habla de periodos cortos en el tiempo, 4-8 semanas (ver Tabla 1 extracción de datos de dietas).

Los resultados identificados son positivos, pero es importante que los pacientes tengan información amplia y clara de lo que es una dieta baja en FODMAP y cómo llevarla a cabo para que haya una adherencia al tratamiento y como consecuencia una evaluación correcta de su efecto en la sintomatología del SII[22].

4.1.5 Instrumentos de medida de la calidad de vida

No todos los artículos analizados miden la calidad de vida, pero los que lo hacen (n:4)[13,14,17,21] se guían por el cuestionario IBS-QoL[25]: siglas en inglés de Irritable Bowel Syndrome Quality of Life Questionnaire (cuestionario de calidad de vida del síndrome de intestino irritable). Se trata de un cuestionario de 30 apartados que abarca nueve aspectos: función emocional, salud mental, sueño, energía, funcionamiento físico, dieta, papel social, papel físico y relaciones sexuales.

4.1.6 Efectos en la calidad de vida

Los artículos revisados no aportan mucha información respecto a la calidad de vida de los pacientes, solo cuatro lo abordan. Proporcionan principalmente datos generales, sin especificar a menudo las áreas que se modifican respecto a la calidad de vida.

En los cuatro estudios, basados solo en la dieta, que mencionan la calidad de vida, se observa que en dos de ellos[13,17] no se observa mejoría, mientras que en el artículo de Paduano et al.[21] menciona que la dieta baja en FODMAP y la dieta sin gluten tuvieron una mejoría tanto física como mental y la dieta equilibrada en la mental.

En el estudio de Maagaard et al.[14] los pacientes asocian una mejoría en la calidad de vida relacionando ésta a unas heces normales y a una mayor duración del efecto del tratamiento.

Un estudio también menciona mejoría en la calidad de vida[15], pero es combinando con probióticos y se mencionará en la sección dieta más probiótico.

4.1.7 Valoración beneficio/riesgo

Es un tema a discutir porque por un lado se observa que una dieta baja en FODMAP mejora de manera general la sintomatología del SII, pero por otro lado se observa que esta dieta mantenida durante un largo tiempo, al ser tan restrictiva, puede tener carencias nutricionales e incluso empobrecer la microbiota intestinal[20]. Por ello, es importante, en el caso de tener que llevar una dieta FODMAP, hacerlo con un especialista en nutrición que controle la duración de la dieta y aporte los macro y micronutrientes necesarios de la dieta para que no exista ninguna deficiencia nutricional.

4.2 PROBIÓTICOS

4.2.1 Características generales de los estudios

En total se incluyeron 12 estudios en la revisión, todos ellos centrados exclusivamente en probióticos, sin modificar ningún otro parámetro. Los estudios se realizaron en diversidad de países: Francia (n:4)[9,26-28], China (n:3)[29-31], Corea (n:1)[10], Grecia (n:1)[8], Bangladesh (n:1)[32], Finlandia (n:1)[33] e Italia (n:1)[34].

La metodología predominante es la cuantitativa (n:9)[8-10,26-28,32-34]. También hay 2 estudios de meta-análisis[29,31] y 1 revisión de literatura[30].

En los estudios cuantitativos se ven modelos experimentales tanto in vitro e in vivo (n: 2)[9,28] como solo in vivo (n:2)[26,27] y modelos con pacientes diagnosticados previamente de SII (n:5)[8,10,32-34]. Algunos diagnosticados con criterio Roma III [8,33], y otros en los que no especifica[10,32,34]. De los estudios de pacientes, hay uno que se limita a pacientes con SII con predominio de diarrea[32] y otro con SII con predominio de estreñimiento[34].

4.2.2 Características probióticos

a) Cepas probióticas estudiadas

La mayoría de los estudios de los artículos se basan en valorar la eficacia de diferentes cepas de probióticos (n:8)[8,9,26-29,32,34], mientras que tres de ellos se centran en estudiar una única cepa[10,30,33] y otro hace una comparativa entre combinación de cepas y cepa única[31].

En los estudios que analizan la asociación de cepas, hay un denominador común, en todas ellas hay cepas de la familia de los Lactobacillus y los Bifidobacterium. En el estudio de Leventogiannis et al.[8] se añade además la cepa de Saccharomyces boulardii y en la de Ishaque et al.[32] la cepa Streptococcus thermophilus.

Los estudios de una única cepa se limitan bien sea al Lactobacillus (n:2)[10,33] o bien sea al Bifidobacterium (n:1)[30].

Por último, el estudio de comparativa de combinación de cepas versus una única cepa[31], abarca diferentes tipos de cepas, pero entre ellas están también los Lactobacillus y Bifidobacterium principalmente.

4.2.3 Instrumentos de medida de los síntomas

No existe un instrumento de medida común en los diferentes estudios a la hora de evaluar la sintomatología.

En los estudios realizados en pacientes (n:6)[8,10,31-34] en cuatro de ellos se usa el cuestionario IBS-SSS[8,31-33] mencionado en el apartado de dietas; pero en los dos restantes se usan parámetros diferentes en cada uno de ellos: Escala Likert[10] y cuestionario de acuerdo a la guía de la FDA (Administración de Medicamentos y Alimentos de los EEUU)[34].

En el resto de estudios cuantitativos (n:3)[9,26,28], al ser in vitro, se utilizan diferentes parámetros de medición en cada uno de ellos en función de lo que se quiere evaluar, pero tienden a medir la inflamación, el dolor y la hipermeabilidad intestinal.

Los efectos de los probióticos en algunos casos se miden a los quince/dieciséis días de su toma[9,27,28], en otros a los treinta días[8,32], en otro a los sesenta días[34] y en otros en intervalos de semanas que pueden cursar desde cuatro semanas[10] hasta cuatro-ocho semanas[31] o incluso cuatro-doce semanas[29,33]. En el caso de los estudios in vitro[9,26,28], se miden a las 24h.

4.2.4 Efectos en la sintomatología

En todos los artículos analizados se observa una mejoría significativa en la sintomatología del SII: hay una disminución del dolor abdominal, de la hinchazón y de las flatulencias, la consistencia de las heces mejora, disminuyen las diarreas, previene la hipersensibilidad visceral, se observa una disminución en la inflamación de la pared del colon y una disminución también en la alteración de la barrera epitelial (ver Tabla 2 extracción de datos de probióticos).

En función de las cepas que han utilizado en cada estudio se pueden observar distintas mejorías en los síntomas.

El Lactibiane Tolerance® (B.lactis LA303, L.acidophilus LA201, L.plantarum LA301, L. salivarius LA302, B.lactis LA304) previene la hipersensibilidad visceral, evita la alteración de la barrera epitelial, aumenta las proteínas de unión estrecha, disminuye el daño colónico y también la inflamación de la pared del colon. Reduce también la pérdida de peso y la diarrea[9].

El Lactibiane IKI® (B.lactis LA304, L.acidophilus LA201, L.salivarius LA302) disminuye el dolor a nivel de colon, estimula la producción de IL-10 (citoquina antinflamatoria), protege la mucosa colónica e induce la expresión de receptores implicados en la analgesia y en las funciones inflamatorias[26,27].

El L.Gasseri BNR17 disminuye principalmente el dolor y mejora la hinchazón y la sensación de evacuación incompleta[10].

El Lactichoc® (B.lactis LA304, B.bifidum LA803, B.lactis LA804, B.breve LA805, L.acidophilus LA201, L.rhamnosus LA801, L.gasseri LA806, L.acidophilus LA807) fortalece la barrera intestinal y disminuye su inflamación, produce citoquinas inmunomoduladoras y tiene efecto protector tanto frente a la colitis crónica como a la aguda[28].

El Lactolevure® (S.boulardii, B.lactis, L.acidophilus, L.plantarum) disminuye el dolor y mejora tanto la diarrea como el estreñimiento[8].

El Bio-Kult® (L.casei, L.plantarum, L.rhamnosus, B.subtilis, B.bifidum, B.breve, B.longum, L.acidophilus, L.lactis, S.thermophilus, B.infantis, L.delbrueckii, L. helveticus, L.salivarius) disminuye el dolor y el número de evacuaciones y los síntomas generales pasan de ser moderados a leves[32].

El L.acidophilus NCFM disminuye el dolor, mejora el resto de los síntomas y produce un cambio en la consistencia de las heces[33].

La combinación de L.acidophilus, L.reuteri, L.plantarum, L. rhamnosus y B.animalis lactic produjo una disminución en el dolor, hinchazón y flatulencia, además de mejorar el estreñimiento[34].

Hay que añadir que son estudios en los que solo se han añadido los probióticos, sin haber hecho ninguna otra modificación en sus hábitos de vida.

4.2.5 Instrumentos de medida de la calidad de vida

Solo cuatro de los doce estudios revisados miden la calidad de vida[31-34]. Tres de ellos[32-34] lo hacen mediante el cuestionario IBS-QoL mencionado en el apartado de dieta y el restante[31], en cambio, lo hace mediante cuestionario de salud SF-12, escala de Likert de 5 puntos y estudio SMD (standardized mean difference: diferencias de medida estandarizada)

El cuestionario de salud SF-12[35] es una versión reducida del SF-36, en las que se engloban a 8 dimensiones: función social, función física, rol físico, rol emocional, salud mental, vitalidad, dolor corporal y salud general y las puntuaciones sumario de salud física y salud mental.

La escala de Likert de 5 puntos[36] es una escala que se usa para que un paciente diga si está en acuerdo o desacuerdo con lo que se le pregunta. La escala va desde totalmente de acuerdo a totalmente desacuerdo.

4.2.6 Efectos en la calidad de vida

Los cuatro artículos que mencionan la calidad de vida, demuestran mejoría[31-34], aportando solo puntuaciones generales, sin especificar dimensiones. Ishaque et al.[32], Lyra et al.[33] y Mezzasalma et al.[34] lo valoran mediante el cuestionario de calidad de vida IBS-QoL mientras que Zhang et al.[31] lo hace mediante el cuestionario SF-12, escala de Likert y estudio SMD.

4.2.7 Valoración beneficio/riesgo

Los estudios revisados afirman que los probióticos son bien tolerados y que no se observa ningún efecto secundario con su toma. Esto sugiere que el beneficio supera el riesgo. No obstante, debe tenerse en cuenta que ningún estudio especifica qué aspectos han valorado en referencia a posibles riesgos, ni cómo han recopilado dicha información.

Según los datos de la revisión queda por aclarar si es mejor el uso de una única cepa o de varias. El estudio de Zhang et al.[31] dice que es mejor una única cepa mientras que el de Mezzasalma et al.[34] dice lo contrario. Lo que podemos observar en esta revisión es que la mayoría de estudios son de combinación de cepas.

Sí hay evidencia de que los probióticos disminuyen la inflamación del colon y la alteración de la barrera epitelial típica en los pacientes con SII [9].

La barrera epitelial del intestino es el conjunto de células epiteliales que protegen el intestino formando una barrera fundamental entre el medio externo e interno impidiendo que sustancias nocivas puedan pasar al interior. Esta barrera, a su vez, debe permitir el paso de sustancias como los nutrientes o electrolitos de la dieta, de manera que se trata de una barrera semipermeable que ejerce una función selectiva. En los pacientes con SII suele haber una alteración de esta barrera y como consecuencia una inflamación en el colon que lleva consigo una serie de síntomas como es el dolor, la diarrea, los cólicos, la fatiga e incluso la pérdida de apetito y de peso[37].

La microbiota intestinal forma parte de esta barrera epitelial participando en la digestión de los nutrientes y en la respuesta inflamatoria. De ahí la gran importancia de tener una microbiota saludable y equilibrada[37].

4.3 DIETA MÁS PROBIÓTICOS

En la búsqueda de artículos se tuvo en cuenta un estudio[15] que compara los resultados de tres tratamientos en el SII. Por un lado, un grupo de pacientes con rifaximina (antibiótico derivado de la rifampicina muy utilizado en sobrecrecimiento bacteriano intestinal) durante 10 días seguido de un nutraceútico (probiótico en combinación con prebiótico, fibra soluble y vitaminas); por otro, un grupo que recibió una fórmula de esporas de cinco Bacillus spp. durante 34 días y en tercer lugar un grupo de pacientes con rifaximina combinada con una dieta baja en FODMAP.

Este estudio valora mediante la encuesta IBS-SSS la severidad del dolor abdominal, el número de días con dolor, la distensión abdominal y el impacto de cada uno de estas manifestaciones en la calidad de vida. Mediante el cuestionario IBS-QoL mide el estado de salud del paciente en cuanto a su estado funcional (estado físico y social, problemas físicos y emocionales), bienestar (salud mental, vitalidad y dolor) y evaluación general de la salud (percepción general de la salud). La sensación del volumen rectal es otro dato que se mide y se realiza mediante un catéter anorrectal de 8 canales de un solo uso con un globo termoplástico universal que se expande de 60 a 400ml y se adjunta a un sistema de manometría[15].

El tratamiento con esporas atenúa mejor los síntomas del SII que la combinación de rifaximina con nutraceútico y más o menos de una manera similar al conjunto rifaximina más dieta baja en FODMAP[15].

Si los síntomas del SII están relacionadas con una disbiosis en la microbiota intestinal, los resultados muestran que el tratamiento con probiótico de Bacillus spp. tiene capacidad de disminuir la disbiosis a niveles como si se tratase con antibiótico[15].

En relación a la calidad de vida, el estudio demuestra que la mezcla de esporas tuvo un efecto significativamente mejor en la calidad de vida en comparación con rifaximina más un agente nutraceútico o una dieta baja en FODMAP[15].

La calidad de vida a los 34 días era mejor con el tratamiento con Bacillus que con los de rifaximina. La sensación de volumen rectal mejoró en los 3 parámetros (sensación, tenesmo y dolor), con rifaximina, mientras que el nutraceútico solo en tenesmo; y en caso de dieta baja de FODMAP en sensación y dolor[15].

4.4 LIMITACIONES DE LA REVISIÓN

La evidencia estudiada se ha limitado a estudios en castellano e inglés. El no incluir estudios en otras lenguas podría limitar los resultados, aunque el inglés sea uno de los idiomas comúnmente utilizados para la difusión de resultados.

Los estudios han considerado para las dietas, marcos temporales de entre 4 y 6 semanas, considerando un riesgo el que se alarguen durante más tiempo. Esto conlleva que los datos son a corto plazo y que se desconozca su repercusión exacta a largo plazo.

También el marco temporal en el uso de probióticos es de un mínimo de 4 semanas, siendo insuficiente la información sobre efectos a largo.

4.5 DECÁLOGO DE RECOMENDACIONES

En base a la evidencia analizada se propone un decálogo para poder facilitar a los pacientes con SII. Éste incluye una breve definición de la enfermedad, recomendaciones higiénico-dietéticas y fuentes de información o recursos básicos a su alcance.

DECÁLOGO PARA VIVIR MEJOR CON EL SÍNDROME DE INTESTINO IRRITABLE

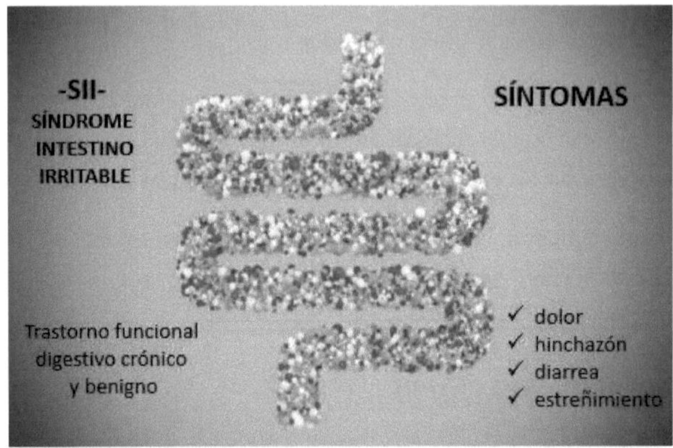

- AGUA O INFUSIONES A LO LARGO DEL DIA (1,5-3L)
- ACTIVIDAD FISICA MODERADA: 30 min/día o 5 días/semana
- COMIDAS ORDENADAS: 3 principales/ 2 tentempiés. No te saltes ninguna comida. Tómate tu tiempo y no cenes tarde.
- COMPLEMENTA CON PROBIÓTICOS
- ALCOHOL, CAFEINA Y BEBIDAS GASEOSAS
- GRASAS Y PICANTES
- DIETA SIN LACTOSA. Solo si hay intolerancia diagnosticada
- NO.1 CHOICE FRUTAS: elegir plátano, kiwi, mandarina, naranja, fresas, melón, uva frente a manzana, pera, melocotón o sandía
- NO.1 CHOICE VERDURAS: elegir zanahoria, pimiento, judías verdes, calabaza, calabacín, tomate frente a espárragos, alcachofas, puerros, ajo
- NO.1 CHOICE REDUCIR cebolla, guisantes, fibra insoluble, edulcorantes acabados en –ol y sustituir trigo por espelta

ENLACE DE INTERES
https://www.saludigestivo.es/

5. CONCLUSIONES

Después de la revisión de los estudios se puede concluir que la dieta baja en FODMAP y los probióticos tienen una clara repercusión en la mejoría de los síntomas del Síndrome de Intestino Irritable.

La mayoría de los pacientes con SII atribuyen sus síntomas a la ingesta de algunos alimentos. Diversas revisiones plantean la dieta FODMAP como segunda línea de actuación, utilizando en primer lugar una dieta equilibrada con algunas modificaciones como, por ejemplo, evitar grasas, picantes, cafeína, alcohol, fibra insoluble...e incluso realizar actividad física moderada.

La dieta baja en FODMAP ha demostrado ser eficaz y permite a su vez saber qué alimentos son los que tolera mal el paciente y saber en qué cantidades podría ingerirlos. Los inconvenientes que tiene es que al tratarse de una dieta muy restrictiva debe ser limitada en el tiempo ya que puede tener carencias nutricionales y una disminución de la microbiota dado que lo que se ingiere sirve de sustrato para las bacterias intestinales. Además, tiene que ser llevada a cabo bajo la supervisión de un dietista-nutricionista especializado en la materia.

Con respecto a la microbiota intestinal, se ha evidenciado que los pacientes con SII tienen una alteración en ella respecto a los pacientes sanos, teniendo una menor diversidad de cepas y un aumento de células proinflamatorias, siendo ambas capaces de agravar la sintomatología de la enfermedad. Se ha identificado también que tienen una alteración en la barrera intestinal, lo que les provoca un aumento en la permeabilidad intestinal y su consecuente inflamación. En un intestino sano los FODMAP son poco absorbidos y los FODMAP no absorbidos son fermentados por las bacterias intestinales como alimento para la microbiota. En el caso de los pacientes con SII existe una malabsorción de los FODMAP aumentando la producción de ácidos grasos de cadena corta por parte de las bacterias dando lugar a un aumento en la producción de gas y una menor consistencia de las heces.

Teniendo en cuenta todos los datos, desde la farmacia se puede ayudar a una mejoría de la sintomatología, planteando una combinación de la dieta con la toma de probióticos. En este caso, dada la complejidad de las dietas bajas en FODMAP y de sus requisitos se recomendarán desde la farmacia dietas equilibradas con ciertas modificaciones a la hora de elegir los distintos grupos de alimentos, como se ha indicado en el decálogo y distribuyendo correctamente los FODMAP a lo largo del día, evitando sobrecargas en una comida en concreto. Con esos cambios, se trata de intentar averiguar a qué alimento se tiene mayor sensibilidad. Estas recomendaciones irán acompañadas de la toma de probióticos, eligiendo en cada caso individual el adecuado en función de la sintomatología del paciente.

6. REFERENCIAS BIBLIOGRÁFICAS

1. Fundación Española del Aparato Digestivo [Internet]. Madrid: FEDA; 2020 [actualizado 1 Mar 2021; citado 6 Mar 2021]. Disponible en: https://www.saludigestivo.es/buscador-general/?swpquery=sindrome+intestino+irritable

2.Balboa A, Ciriza C, Delgado-Aros S, Fernández-Bañares F, Mearin F, Mínguez M et al. Documento de actualización de la Guía de Práctica Clínica sobre el síndrome del intestino irritable. [Internet]. España: Asociación Española de Gastroenterología: International Marketing & Communication (IM&C); 2017 [actualizado 12 Dic 2017; citado 13 Mar 2021]. Disponible en: https://www.aegastro.es/documents/contenidos/siendrome_del_intestino_irritable.pdf

3. Manning AP, Thompson WG, Heaton KW, Morris AF. Towards positive diagnosis of the irritable bowel. Br Med J. 1978; 2(6138):653-4.

4. Mearin F, Lacy BE, Chang L, Chey WD, Lembo AJ, Simren M et al. Bowel Disorders. Gastroenterology. 2016; 18: S0016-5085(16)00222-5.

5. Andresrguez. ¿Qué dicen las heces sobre nuestra salud? Cienciasycosas. [Internet]. 2013 [citado 11 Abr 2021]. Disponible en: https://cienciasycosas.com/2013/12/14/que-dicen-las-heces-sobre-nuestra-salud/

6. Zugasti A, Estremera F y Petrina E. Diet low in fermentable oligosaccharides, disaccharides, monosaccharides and polyols (FODMAPs) in the treatment of irritable bowel syndrome: indications and design. Endonu. 2016; 63(3): 132-138.

7. Cozma-Petruţ A, Loghin F, Miere D, Dumitraşcu DL. Diet in irritable bowel syndrome: What to recommend, not what to forbid to patients! World J Gastroenterol. 2017; 23(21):3771-3783.

8. Leventogiannis K, Gkolfakis P, Spithakis G, Tsatali A, Pistiki A, Sioulas A et al. Effect of a Preparation of Four Probiotics on Symptoms of Patients with Irritable Bowel Syndrome:

Association with Intestinal Bacterial Overgrowth. Probiotics Antimicrob Proteins. 2019; 11(2):627-634.

9. Nébot-Vivinus M, Harkat C, Bzioueche H, Cartier C, Plichon-Dainese R, Moussa L et al. Multispecies probiotic protects gut barrier function in experimental models. World J Gastroenterol. 2014; 20(22):6832-43.

10. Kim JY, Park YJ, Lee HJ, Park MY, Kwon O. Effect of Lactobacillus gasseri BNR17 on irritable bowel syndrome: a randomized, double-blind, placebo-controlled, dose-finding trial. Food Sci Biotechnol. 2017; 27(3):853-857.

11. Pileje.es [Internet]. Barcelona: Pileje; 2021 [actualizado 2021; citado 11 Abr 2021]. Disponible en: https://www.pileje.es/experiencia/microbiotas/experiencia

12. Mohera D, Liberatic A, Tetzlaffa J, Altmane DG. Grupo PRISMA. Ítems de referencia para publicar Revisiones Sistemáticas y Metaanálisis: La Declaración PRISMA. Rev Esp Nutr Hum Diet. 2014; 18(3): 172-181.

13. Pedersen N, Ankersen DV, Felding M, Wachmann H, Végh Z, Molzen L et al. Low-FODMAP diet reduces irritable bowel symptoms in patients with inflammatory bowel disease. World J Gastroenterol. 2017; 23(18):3356-3366.

14. Maagaard L, Ankersen DV, Végh Z, Burisch J, Jensen L, Pedersen N et al. Follow-up of patients with functional bowel symptoms treated with a low FODMAP diet. World J Gastroenterol. 2016; 22(15):4009-19.

15. Catinean A, Neag AM, Nita A, Buzea M, Buzoianu AD. *Bacillus spp.* Spores-A Promising Treatment Option for Patients with Irritable Bowel Syndrome. Nutrients. 2019; 11(9):1968.

16. Pirkola L, Laatikainen R, Loponen J, Hongisto SM, Hillilä M, Nuora A et al. Low-FODMAP *vs* regular rye bread in irritable bowel syndrome: Randomized SmartPill® study. World J Gastroenterol. 2018; 24(11):1259-1268.

17. Laatikainen R, Koskenpato J, Hongisto SM, Loponen J, Poussa T, Hillilä M et al. Randomised clinical trial: low-FODMAP rye bread vs. regular rye bread to relieve the symptoms of irritable bowel syndrome. Aliment Pharmacol Ther. 2016; 44(5):460-70.

18. Varjú P, Farkas N, Hegyi P, Garami A, Szabó I, Illés A et al. Low fermentable oligosaccharides, disaccharides, monosaccharides and polyols (FODMAP) diet improves symptoms in adults suffering from irritable bowel syndrome (IBS) compared to standard IBS diet: A meta-analysis of clinical studies. PLoS One. 2017; 12(8): e0182942.

19. Zhou SY, Gillilland M, Wu X, Leelasinjaroen P, Zhang G, Zhou H et al. FODMAP diet modulates visceral nociception by lipopolysaccharide-mediated intestinal inflammation and barrier dysfunction. J Clin Invest. 2018; 128(1):267-280.

20. El-Salhy M, Hatlebakk JG, Hausken T. Diet in Irritable Bowel Syndrome (IBS): Interaction with Gut Microbiota and Gut Hormones. Nutrients. 2019; 11(8):1824.

21. Paduano D, Cingolani A, Tanda E, Usai P. Effect of Three Diets (Low-FODMAP, Gluten-free and Balanced) on Irritable Bowel Syndrome Symptoms and Health-Related Quality of Life. Nutrients. 2019; 11(7):1566.

22. Trott N, Aziz I, Rej A, Surendran Sanders D. How Patients with IBS Use Low FODMAP Dietary Information Provided by General Practitioners and Gastroenterologists: A Qualitative Study. Nutrients. 2019; 11(6):1313.

23. Almansa C, García R, Barceló M, Díaz-Rubio M y Rey E. Traducción, adaptación cultural y validación al español del cuestionario de gravedad del síndrome de intestino irritable (Irritable Bowel Syndrome Severity Score). Rev Esp Enferm Dig [Internet]. 2011 [citado 15 Abr 2021]; 103(12): 612-618. Disponible en: http://scielo.isciii.es/pdf/diges/v103n12/es_original1.pdf

24. Pardo C, Muñoz T, Chamorro C y Grupo de Trabajo de Analgesia y Sedación de la SEMICYUC. Monitorización del dolor. Recomendaciones del grupo de trabajo de analgesia y sedación de la SEMICYUC. Med. Intensiva. 2006; 30(8): 379-385.

25. Mearin F, Perelló A, Perona M. Calidad de vida en los pacientes con síndrome del intestino irritable. Gastroenterol Hepatol. 2004; 27(S3):24-31.

26. Foligne B, Nutten S, Grangette C, Dennin V, Goudercourt D, Poiret S et al. Correlation between in vitro and in vivo immunomodulatory properties of lactic acid bacteria. World J Gastroenterol. 2007; 13(2):236-43.

27. Rousseaux C, Thuru X, Gelot A, Barnich N, Neut C, Dubuquoy L et al. Lactobacillus acidophilus modulates intestinal pain and induces opioid and cannabinoid receptors. Nat Med. 2007; 13(1):35-7.

28. Alard J, Peucelle V, Boutillier D, Breton J, Kuylle S, Pot B et al. New probiotic strains for inflammatory bowel disease management identified by combining in vitro and in vivo approaches. Benef Microbes. 2018; 9(2):317-331.

29. Liang D, Longgui N, Guoqiang X. Efficacy of different probiotic protocols in irritable bowel syndrome: A network meta-analysis. Medicine (Baltimore). 2019; 98(27): e16068.

30. He Y, Xu R, Wang W, Zhang J, Hu X. Probiotics, prebiotics, antibiotic, Chinese herbal medicine, and fecal microbiota transplantation in irritable bowel syndrome: Protocol for a systematic review and network meta-analysis. Medicine (Baltimore). 2020; 99(32): e21502.

31. Zhang Y, Li L, Guo C, Mu D, Feng B, Zuo X et al. Effects of probiotic type, dose and treatment duration on irritable bowel syndrome diagnosed by Rome III criteria: a meta-analysis. BMC Gastroenterol. 2016; 16(1):62.

32. Ishaque SM, Khosruzzaman SM, Ahmed DS, Sah MP. A randomized placebo-controlled clinical trial of a multi-strain probiotic formulation (Bio-Kult®) in the management of diarrhea-predominant irritable bowel syndrome. BMC Gastroenterol. 2018; 18(1):71.

33. Lyra A, Hillilä M, Huttunen T, Männikkö S, Taalikka M, Tennilä J et al. Irritable bowel syndrome symptom severity improves equally with probiotic and placebo. World J Gastroenterol. 2016; 22(48):10631-10642.

34. Mezzasalma V, Manfrini E, Ferri E, Sandionigi A, La Ferla B, Schiano I, et al. A Randomized, Double-Blind, Placebo-Controlled Trial: The Efficacy of Multispecies Probiotic Supplementation in Alleviating Symptoms of Irritable Bowel Syndrome Associated with Constipation. Biomed Res Int. 2016; 2016:4740907.

35. Vilagut G, Valderas J.M, Ferrer M, Garin O, López-García E, Alonsoab J. Interpretation of SF-36 and SF-12 questionnaires in Spain: physical and mental components. Med. Clin. 2008; 130(19):0-760.

36. Matas, A. Diseño del formato de escalas tipo Likert: un estado de la cuestión. REDIE [Internet]. 2018 [citado 5 May 2021]; 20(1):38-47. Disponible en : http://www.scielo.org.mx/scielo.php?pid=S1607-40412018000100038&script=sci_arttext

37. Salvo E, Alonso C, Pardo C, Casado M, Vicario M. Función barrera intestinal y su implicación en enfermedades digestivas. REED. 2015; 107(11):686-696.

7. ANEXOS

En este apartado se adjuntan las tablas realizadas para el desarrollo del trabajo con la información más relevante de los artículos revisados.

TABLA 1: Extracción de datos de dietas

AUTORES AÑO/PAÍS	OBJETIVOS	METODOLOGÍA	DIETAS ESTUDIADAS	QUÉ EFECTOS SE MIDEN Y CÓMO	RESULTADOS
Varjú, Farkas, Hegyi, Garami, Szabó, Illés, Solymár, Vincze, Balaskó, Pár, Bajor, Szűcs, Huszár, Pécsi, Czimmer [18] 2017 Alemania	Realizar un meta-análisis de datos sobre el efecto terapéutico de una dieta baja en FODMAP sobre los síntomas del SII y la calidad de vida y comparar su eficacia con una dieta estándar para el SII con alto contenido en FODMAP	-Búsqueda sistemática de literatura en PubMed, EMBASE y la biblioteca Cochrane, así como en las referencias en un meta-análisis reciente. -Muestra: adultos diagnosticados de SII de acuerdo a los criterios de Roma II, Roma III, Roma IV o criterio NICE.	-Dieta baja en FODMAP -Dieta alta en FODMAP	-Severidad del dolor abdominal -Frecuencia del dolor abdominal -Distensión abdominal -Insatisfacción del hábito intestinal -Interferencia con calidad de vida Todos ellos se miden con el sistema de puntuación de gravedad del SII (IBS-SSS)[23]	-Síntomas: empeoran con lactosa y fructosa, trigo y edulcorantes. -Dieta baja en FODMAP: *beneficios: mejoría de los síntomas * riesgos: sobre microbiota y nutrientes -Por falta de datos no se sabe cómo afecta al número de deposiciones y tampoco qué subgrupo de pacientes serían los más beneficiados.

Zhou SY, Gillilland, Wu, Leelasinjaroen, Zhang, Zhou H, Ye, Lu, Owyang [19] 2017 EEUU	Demostrar que una dieta alta en FODMAP aumenta la sensibilidad visceral y que altera el equilibrio de la microbiota intestinal dando patología intestinal	-Estudio experimental -Muestra: ratas alimentadas con dieta alta en FODMAP	-Dieta baja en FODMAP -Dieta alta en FODMAP	-Sensibilidad visceral -Estado de la microbiota intestinal Se miden los niveles de citoquinas	-Estudio de 4 semanas con una dieta baja en FODMAP: 68% de pacientes mejoró su sintomatología con esta dieta frente a un 23% que mejoró con una dieta normal. -Dieta baja en FODMAP reduce la inflamación y la hipersensibilidad visceral. -Dieta alta en FODMAP produce inflamación y alteración en la permeabilidad intestinal (disbiosis).
Pedersen, Ankersen, Felding, Wachmann, Végh, Molzen, Burisch, Andersen, Munkholm [13] 2017 Dinamarca	Demostrar mediante un estudio prospectivo el efecto de una dieta baja en FODMAP en los síntomas similares al SII en pacientes	-Ensayo clínico -Muestra: 89 pacientes con EII (enfermedad inflamatoria intestinal) en remisión o con enfermedad leve a moderada con síntomas	-Dieta baja en FODMAP -Dieta normal	-Síntomas gastrointestinales generales: se evaluaron mediante el sistema de puntuación de gravedad del SII (IBS-SSS) y cuestionario de calidad de vida IBS-	-Dieta baja en FODMAP disminuye los síntomas gastrointestinales (dolor, hinchazón, gases y diarrea) e incluso mejora las heces y su consistencia en EII. -Los datos sobre un paciente con SII son escasos. -Los síntomas mencionados anteriormente pueden ser provocados por los FODMAP.

	con enfermedades inflamatorias intestinales	coexistentes al SII (Roma III) asignando al azar a una dieta.		QoL[25] y cuestionario corto sobre la enfermedad inflamatoria intestinal	-La dieta baja en FODMAP se asocia con una disminución de bifidobacterias y Faecalibacterium prausnitzii. -Recomendación: dieta baja en FODMAP durante un corto tiempo (6 semanas) y luego introducir la dieta normal. -Falta de información de los efectos a largo plazo. -Se aconseja una dieta baja en FODMAP asistida por un nutricionista y a corto plazo.
Cozma-Petruţ, Loghin, Miere, Dumitraşcu [7] 2017 Rumania	Revisar las evidencias actuales de las recomendaciones dietéticas para la mejora del SII	Revisión	-Primera línea de actuación: alimentación saludable limitando alcohol, cafeína, picantes y grasas	Información no disponible en el artículo.	-Se centra en los estudios que hay en el manejo de dietas en SII. -Hay limitaciones, pero dieta como primera línea en el tratamiento del SII. -Recomendaciones generales: evitar alcohol, picantes, fibra insoluble, cafeína y grasas. Acompañado de ejercicio físico y buena hidratación.

			-Segunda línea de actuación: dieta baja en FODMAP -Probióticos		-Segunda línea: seguir una dieta baja en FODMAP controlado por un especialista en la materia. Es una dieta respaldada con mucha evidencia. -Un porcentaje alto de pacientes relaciona sus síntomas con la ingesta de algún alimento. -Inconveniente de este tipo de dietas: restrictivas y deficiencias nutricionales. -Estudios con el picante, pero en países donde su consumo es muy alto. En estos casos empeora, pero no hay estudios en países donde el consumo del picante es menor. -Muchos pacientes empeoran sus síntomas al ingerir grasas. -Fibra: faltan evidencias claras. Se discute si son más convenientes las fibras solubles que las insolubles (parece que las solubles aportan mayores beneficios en el manejo del

					SII). Hay muchos alimentos que llevan la combinación de ambos. -Dieta sin lactosa solo si hay pruebas positivas de intolerancia. -Se recomienda una buena ingesta de líquidos y actividad física. -Si los síntomas siguen a pesar de llevar una dieta con las recomendaciones anteriores, se plantea una dieta baja en FODMAP como segunda línea. -Hay estudios que demuestran que muchos pacientes mejoran sus síntomas al cabo de una o dos semanas con la dieta baja de FODMAP, otros a las 3-4semanas. Luego poco a poco se irán reintroduciendo los alimentos de manera que cada paciente conocerá sus límites en cuanto a los tipos de alimentos que puede tomar y en qué cantidades.

					-Existen diferencias entre la microbiota de pacientes con SII y pacientes sanos. De ahí la importancia que se le está dando a los probióticos. En caso de que el paciente opte por ello se recomienda elegir uno y tomarlo al menos durante 4 meses y comprobar sus efectos.
El-Salhy, Hatlebakk y Hausken [20] 2019 Noruega	Tratar de esclarecer la interacción que existe entre el SII y distintos factores como la genética, dieta, microbiota, células endocrinas del intestino y la baja inflamación	Comunicación	-Primera dieta recomendada: dieta modificada NICE -Segunda dieta recomendada: dieta baja en FODMAP	Información no disponible en el artículo.	-Se desconoce la etiología del SII, pero se cree que hay múltiples factores que intervienen en ello: dieta, genética, microbiota intestinal, células endocrinas del intestino y baja inflamación. -Muchos pacientes con SII relacionan su enfermedad con determinados alimentos: leche y derivados, productos con trigo, col, cebolla, picantes, guisantes, alubias y grasas. -No hay evidencias de que existan alergias o intolerancias en el SII, sí hay evidencias en que una mala

					absorción de hidratos y fibra empeora. -Dieta baja en FODMAP: difícil y cara de mantener, debería de ser por un periodo corto de tiempo. A la larga carencias nutricionales y alteración negativa en la microbiota. -Novedad: Dieta NICE: fácil de mantener, no tiene los efectos negativos de la FODMAP. Sustituye el trigo por espelta, reduce alimentos grasos, cebolla, alubias, guisantes, alcohol, cafeína, edulcorantes acabados en –ol y recomienda fibras de cascara de Psyllium. -Existen diferentes estudios respecto al consumo de alcohol. Algunos dicen que empeoran los síntomas del SII mientras que otros lo niegan. Parece ser que depende de la cantidad de alcohol que se consuma. La recomendación es que cada uno valore su caso.

					-El picante empeora el dolor abdominal en el SII. Sin embargo, hay estudios que demuestran que en los pacientes con una ingesta crónica de picante no existen este tipo de dolores debido a la desensibilización que ya tienen. -La composición de la microbiota intestinal en SII es diferente a los pacientes sanos y dentro del SII varia si es SII con estreñimiento o SII con diarrea. Habla de los tipos de bacterias que predominan o no en cada una. -Existen diversas hormonas en el intestino que son secretadas por células que existen en el estómago e intestino grueso y delgado. Estas células tienen microvellosidades y actúan como sensores del contenido del intestino, sobre todo de los alimentos y en función de ellos, de si

					son proteínas, grasas o carbohidratos liberan unas hormonas u otras. En pacientes con SII existe baja densidad de células endocrinas intestinales. -Lo que ingerimos actúa como sustrato para las bacterias intestinales. En una dieta baja en FODMAP disminuye el alimento para las bacterias dándose un efecto negativo en la microbiota. -Los pacientes con SII tienen alterada la motilidad intestinal, tienen una hipersensibilidad visceral y una secreción anormal. Las hormonas secretadas por las células endocrinas del intestino controlan todos estos aspectos. Se cree que las alteraciones de estas hormonas en el SII son las responsables de eso. -Una dieta baja en FODMAP mejora la densidad de células endocrinas

					intestinales y mejora los síntomas y la calidad de vida. -Dieta, microbiota y células endocrinas parecen tener una interacción importante en el SII.
Paduano, Cingolani, Tanda, Usai [21] 2019 Italia	Evaluar tres tipos diferentes de dieta (baja en FODMAD, sin gluten y dieta equilibrada) y ver cómo pueden mejorar la calidad de vida del paciente con SII	Sin aleatorización ni estudio ciego: 42 pacientes con SII según los criterios de Roma IV. 28 pacientes cumplieron las tres dietas.	-Dieta baja en FODMAP -Dieta sin gluten -Dieta equilibrada	-Severidad de los síntomas: con el sistema de puntuación de gravedad del SII (IBS-SSS) -Hinchazón: con la escala visual analógica (EVA)[24] -Dolor abdominal: con la escala visual analógica (EVA) -Calidad de vida: con cuestionario IBS-QoL y cuestionario de salud SF12 [35]	-Estudios con los tres tipos de dietas durante semanas: en todos, mejoría en los síntomas. La mayoría de los pacientes se decantaron por una dieta equilibrada. -Consistencia de heces: una ligera mejoría con la dieta baja en FODMAP. -Hinchazón abdominal: mejoría con la dieta baja en FODMAP. -Dolor abdominal: las tres dietas hicieron reducir el dolor. -Las tres dietas reducen la gravedad de los síntomas. -Calidad de vida: la dieta baja en FODMAP y la libre de gluten mejoraron tanto el aspecto físico

				-Consistencia de las heces: con la escala Bristol de heces	como el mental. La equilibrada solo la mental. -La dieta equilibrada fue la que obtuvo mayor adherencia. -Los estudios tenían ciertas limitaciones. No se pudo comprobar el seguimiento real de los pacientes con la dieta ya que eran pacientes ambulatorios, además sabían también qué tipo de dieta estaban haciendo en cada momento.
Trott, Aziz, Rej, Surendran Sanders[22] 2019 Inglaterra	Observar los efectos de la dieta baja en FODMAP en pacientes que han sido informados por sus médicos de cabecera y gastroenteró-	-Estudio cualitativo: fue utilizado el análisis fenomenológico interpretativo (cómo las personas atribuyen significado a sus experiencias en sus interacciones con su entorno)	-Dieta baja en FODMAP	-Experiencia de los pacientes en el uso de información de una dieta baja en FODMAP informada por médicos de cabecera y gastroenterólogos: *validez de la información aportada	-Médicos de cabecera y gastroenterólogos dan información a pacientes con SII para su autogestión, dada la falta de nutricionistas especializados en el tema. -Muchos pacientes, consideran que son simplemente listas de alimentos (a ingerir o a excluir) y que son difíciles de llevar a cabo en la vida real.

	logos para su autogestión	- Muestra: N:14. La mayoría eran mujeres y menores de 50 años con SII y predominio de diarrea, diagnosticado según criterio Roma III		*autogestión de la información *efectos sobre la calidad de vida relacionada con los alimentos Todo ello mediante entrevistas semiestructuradas por el investigador principal.	-La dieta baja en FODMAP requiere de un nutricionista, de una exclusión de alimentos y de una posterior reintroducción personalizada. -Los participantes ven contradicción entre lo que se les dice y lo que ellos entienden por una dieta saludable. -Les resulta difícil de mantener la dieta ya que afecta a la vida social e incluso familiar a la hora de comer o hacer planes. -Dada la escasa información recibida, los pacientes buscan información en internet.
Maagaard, Ankersen, Végh, Burisch, Jensen, Pedersen, Munkholm [14] 2016 Dinamarca	Investigar los resultados obtenidos y la adherencia a la dieta baja FODMAP en pacientes con SII	Estudio retrospectivo: 180 pacientes consecutivos con síndrome intestino irritable (SII) (n:131) o enfermedad	Dieta baja en FODMAP durante 6-8 semanas con una restricción inicial y con la introducción posterior de	-Hinchazón: mediante combinación de cuestionario IBS-SSS y escala visual analógica del dolor (EVA)	-El trigo, los lácteos y la cebolla son los alimentos menos reintroducidos en la mayoría de los casos. -Los pacientes con diarrea son los que mayor cambio notan sobre todo en la consistencia de las heces. -La dieta baja en FODMAP puede empeorar la microbiota. Tener

	y EII	inflamatoria intestinal (EII) (n:49) y SII coexistentes que cumplen los criterios ROME III, que asisten previamente a una clínica ambulatoria para el manejo dietético de dieta baja en FODMAP (LFD) y evaluación por un gastroenterólogo	pequeñas cantidades de alimentos ricos en FODMAP	-Dolor abdominal: mediante cuestionario IBS-SSS y escala visual analógica del dolor (EVA) -Consistencia de las heces: mediante escala de Bristol de heces -Calidad de vida: mediante cuestionario calidad de vida IBS-QoL -Adherencia a la dieta: mediante escala "n" de informe de adherencia a la dieta	cuidado a la hora de recomendarlo durante un largo periodo de tiempo. -Mejoría en hinchazón (82%), dolor abdominal (71%) y consistencia de heces (41 %).
Pirkola, Laatikainen, Loponen,	Comparar los efectos de pan de centeno normal frente	-Estudio de ensayos clínicos: aleatorizado, doble ciego. Estudio	-Pan de centeno bajo en FODMAP	-Síntomas generales del SII (dolor abdominal, hinchazón,	-La dieta es parecida para ambos estudios salvo la cantidad de FODMAP en el pan consumido durante el día.

Hongisto, Hillilä, Nuora, Yang, Linderborg, Freese [16] 2018 Finlandia	al pan de centeno bajo en FODMAP en los síntomas del SII y estudiar las condiciones gastrointesti-nales con SmartPill®	controlado de comidas cruzadas. -Muestra: 7 mujeres entre 18 y 65 años, diagnosticadas de SII con criterio Roma III e índice de masa corporal entre 18.5-30 kg/m²	-Pan de centeno normal	flatulencia, náuseas, ruidos en el vientre, ardor de estómago, sensación desagradable en la parte superior del abdomen y necesidad continua de defecar): con escala visual analógica del dolor (EVA) -Fermentación colónica: mediante excreción de hidrógeno	-El pH intraluminal, el tiempo y la presión son medidos por SmartPill®, una cápsula de motilidad indigerible. -El pan de centeno bajo en FODMAP reduce la fermentación del colon, pero no se encuentran diferencias en los valores medios de las condiciones intraluminales del tracto gastrointestinal. -La presión intracolónica y la frecuencia de las contracciones se asocian con síntomas severos en el transcurso del SmartPill® por el colon. Esto sugiere que el colon es el más afectado y que es el origen de los síntomas del SII.
Laatikainen, Koskenpato, Hongisto, Loponen, Poussa, Hillila, Korpela [17] 2016 Finlandia	Comparar los efectos de pan de centeno normal frente al pan de centeno bajo en FODMAP	-Estudio randomizado, doble ciego -Muestra: 87 adultos entre 18 y 65 años diagnosticados de	-Pan de centeno bajo en FODMAP -Pan de centeno normal	-Síntomas del SII (dolor abdominal, flatulencia, hinchazón abdominal, satisfacción de conducta	-A los participantes se les da pan de centeno normal y pan de centeno bajo en FODMAP durante 4 semanas. -El pan de centeno bajo en FODMAP les ayuda a disminuir la acumulación de gases y a controlar sus síntomas, pero no mejoran la calidad de vida.

	en los síntomas del SII	SII con criterio Roma III		defecatoria): mediante sistema de puntuación de gravedad del SII (IBS-SSS) y escala analógica visual (EVA) -Calidad de vida: mediante cuestionario calidad de vida IBS-QoL	-El pan de centeno bajo en FODMAP podría ser una manera de aumentar la fibra en la dieta, contiene además ambos tipos de fibra. -Dolor menor con pan bajo en FODMAP.

TABLA 2 : Extracción de datos de probióticos

AUTORES AÑO/PAÍS	OBJETIVOS	METODOLOGÍA	PROBIÓTICOS ESTUDIADOS	QUÉ EFECTOS SE MIDEN Y CÓMO	RESULTADOS
Nébot-Vivinus, Harkat, Bzioueche, Cartier, Plichon-Dainese, Moussa, Eutamene, Pishvaie, Holowacz, Seyrig, Piche, Theodorou [9] 2014 Francia	Evaluar el efecto de la combinación de probióticos, Lactibiane Tolerance®, sobre la función de la barrera epitelial in vitro e in vivo	-Modelos experimentales in vitro (epitelio de colon humano T84) e in vivo (ratones C57/B16) - Modelo de estrés de evitación pasiva al agua (WAS)	Combinación de 5 cepas de probióticos (Lactibiane Tolerance®)	-In vitro: *hipermeabilidad *inflamación Se mide la absorbancia del medio a 450 nm -In vivo: *hipermeabilidad *dolor *inflamación *obesidad Se mide la actividad mioeléctrica de los músculos abdominales y la detección de proteínas de uniones estrechas	-Lactibiane Tolerance® evita la alteración de la barrera epitelial inducida por lipopolisacáridos, estrés o factores solubles colónicos en pacientes con SII y previene la hipersensibilidad visceral. - Lactibiane Tolerance® produce un incremento de las proteínas de unión estrecha. -Efecto dosis dependiente. -Con Lactibiane Tolerance® se producen citoquinas de tipo antiinflamatorio. - Lactibiane Tolerance® reduce los síntomas típicos de la colitis: pérdida de peso e incidencia de la diarrea, índice de Wallace. - Disminución del daño colónico e inflamación de la pared del colón.

					-Disminución de obesidad con la mezcla de probióticos de Lactibiane Tolerance®, tras una dieta rica en grasas saturadas. - Reducción de los niveles de glucosa e insulina en sangre. - Disminución de las adipoquinas proinflamatorias en el tejido adiposo.
Foligne, Nutten, Grangette, Dennin, Goudercourt, Poiret, Dewulf, Brassart, Mercenier, Pot [26] 2007 Francia	Investigar la correlación entre el perfil inmunológico de las cepas probióticas in vitro y su capacidad para prevenir la colitis experimental en ratones	Inmunomodulación in vitro evaluada por medición de interleuquina 10, factor alfa de necrosis tumoral, y liberación de interferón después de haber estimulado células mononucleares durante 24 horas con 13 cepas bacterianas vivas	Combinación de 3 cepas de probióticos (Lactibiane IKI®)	-Inflamación: se mide la producción de citoquinas antiinflamatorias	-Las citoquinas: reguladores clave en la inflamación de las enfermedades intestinales. -SII: exceso de citoquinas proinflamatorias. -No todas las cepas son válidas para inmunomodular debido a las diferencias en la supervivencia o persistencia en el tracto gastrointestinal. -Cepas L. salivarius LA302 y B. lactis LA304 estimulan producción de interleucina 10(IL-10), citoquina antiinflamatoria.

					- Cepas L. salivarius LA302 y B. lactis LA304 protegen la mucosa colónica hasta un 75%.
Rousseaux, Thuru, Gelot, Barnich, Neut, Dubuquoy, Dubuquoy, Merour, Geboes, Chamaillard, Ouwehand, Leyer, Carcano, Colombel, Ardid& Desreumaux [27] 2006 Francia	Demostrar que el Lactobacillus acidophilus modula el dolor intestinal e induce receptores opioides y cannabinoides	Estudios in vivo de ratas sprague-dawley con hipersensibilidad colónica inducida por butirato y administrando Lactobacillus acidophilus LA 201 durante 15 días consecutivos	Combinación de 3 cepas de probióticos (Lactibiane IKI®)	-Dolor: se mide expresión de receptores opioides y cannabinoides	-L. acidophilus LA 201, vía oral durante 15 días, disminuye el dolor a nivel del colon, equivalente al de la morfina (1 mg/kg). - L. acidophilus LA 201 induce la expresión de receptores opioides (MOR1) y cannabinoides (CB2). Receptores implicados en la analgesia y en funciones antiinflamatorias.
Kim, Park, Lee, Young Park, Kwon [10] 2017 Corea	Evaluar el efecto de Lactobacillus Gasseri BNR17 (LA 806) sobre los síntomas del síndrome	-Estudio clínico randomizado, doble ciego, controlado con placebo. -55 pacientes con diagnóstico de SII	Probiótico Lactobacillus Gasseri BNR17 (LA 806)	-Frecuencia del dolor abdominal -Hinchazón abdominal -Evacuación	-Reducción significativa del dolor abdominal en el grupo complementado con Lactobacillus gasseri BNR17 (LA 806). - Cepa que presenta el mayor grado de adhesión a la mucosa intestinal conocido hoy en día.

	de intestino irritable en pacientes.	y 4 semanas de tratamiento con probióticos		Todos ellos se miden con la escala Likert de 5 puntos	
Alard, Peucelle, Boutillier, Breton, Kuylle, Pot, Holowacz y Grangette [28] 2017 Francia	Identificar, mediante estudios in vitro e in vivo, si nuevas cepas probióticas sirven para el manejo de las enfermedades inflamatorias intestinales	Ensayos in vitro e in vivo -Muestras in vitro: línea celular epitelial del colon humano Caco-2 -Muestras in vivo: ratones con colitis inducida por ácido trinitrobenceno sulfónico	Mezcla de cepas probióticas de Lactichoc®	-In vitro: *inflamación: se mide la producción de citoquinas inmunomoduladoras -In vivo: *inflamación *hipermeabilidad Se mide la severidad de la colitis y las secciones histológicas del colon de los ratones	- Producción de citoquinas inmunomoduladoras IL-10, IL-12, INF-γ. -L. helveticus PI5 fue el que mejor fortaleció la barrera intestinal. -B. lactis LA 804 fue el más protector frente a la colitis crónica mientras que B. bifidum PI22 fue la mejor en colitis aguda. -Restaurar la barrera intestinal es importante a la hora de seleccionar las cepas y actuar sobre la inflamación.
Leventogiannis, Gkolfakis, Spithakis, Tsatali,	Valorar la eficacia de una mezcla de 4	Ensayo prospectivo:	Lactolevure®: combinación de probióticos	-Dolor abdominal: mediante sistema de puntuación de	-Mejoras en los síntomas del SII al tomar probióticos, tanto en pacientes con diarrea como estreñimiento.

Pistiki, Sioulas, Giamarellos-Bourboulis, Triantafyllou [8] 2018 Grecia	probióticos en pacientes con SII y SIBO (sobrecrecimiento bacteriano del intestino delgado)	Pacientes mayores de 18 años con SII diagnosticado según criterio Roma III		gravedad del SII (IBS-SSS) -Hinchazón abdominal: mediante sistema de puntuación de gravedad del SII (IBSSS) -Consistencia de heces: escala Bristol de heces	-Dolor abdominal: mayor mejoría en SII mixto. -Consistencia de heces: mejoría en SII-diarrea y SII-mixto. -Hinchazón y diarrea: vinculados a un sobrecrecimiento de bacterias colónicas en el intestino delgado (65-85% pacientes con SII tienen SIBO). -Probióticos: un enfoque para mejorar los síntomas del SII. La mayoría son Lactobacillus y Bifidobacterium. Parecen reemplazar las bacterias que han crecido en exceso. La eficacia se demuestra con combinación de probióticos. -Ambigüedad en los resultados: no todos los estudios administran el mismo probiótico. -Los más beneficiados son los pacientes con SIBO pero la mejora en el aspecto de heces se demuestra en todo tipo de SII independientemente del SIBO.

Ishaque, Khosruzzaman, Saifuddin Ahmed, Prasad Sah [32] 2018 Bangladesh	-Estudiar paciente con SII-D(diarrea) y la toma de probióticos y estudiar paciente con SII-D(diarrea) y la toma de placebo, durante 4 meses. - Ver el efecto del probiótico en la mejora de los síntomas gastrointestinales y la diarrea	-Ensayo clínico aleatorizado, doble ciego, controlado con placebo -Estudio con adultos entre 18 y 55 años con SII de diarrea	Probiótico de múltiples cepas (Bio-Kult®)	-Dolor abdominal: mediante sistema de puntuación de gravedad del SII (IBS-SSS) -Hinchazón: mediante sistema de puntuación de gravedad del SII (IBSSS) -Heces: mediante escala Bristol de heces -Calidad de vida: mediante cuestionario calidad de vida IBS-QoL	-Dolor abdominal y número de evacuaciones: disminuyen en pacientes que toman probióticos. -Los síntomas que tienen al inicio del estudio son moderados pasando a ser leves en mayor medida en el grupo de probióticos. -La calidad de vida mejora en pacientes con probióticos. -Los probióticos son bien tolerados, sin efectos adversos.
Liang, Longgui, Guoqiang [29] 2019 China	Diferenciar los protocolos que existen en cuanto a la	Revisión sistemática y meta-análisis	Combinación de probióticos	Miden la eficacia de los probióticos en base a si se consideraba	-Los probióticos pueden mejorar la sintomatología en pacientes con SII. -La combinación de cepas Bifidobacterium y Lactobacillus tiene

	seguridad y eficacia a través de la combinación de metaanálisis tradicional y en red.			adecuado o suficiente el alivio proporcionado.	efectos superiores frente a probióticos con una sola cepa, ya que cada uno ejerce una acción distinta con un mecanismo diferente. Las acciones pueden ser complementarias o sinérgica. -Parece que dosis bajas de probióticos son suficientes y que dosis altas pueden agravar la disbiosis. Motivo de estudio.
He, Xu, Wang, Zhang, Hu [30] 2020 China	Hacer un estudio que compare los 5 tratamientos que se están considerando en el tratamiento del SII: probióticos, prebióticos, antibióticos, trasplante de heces,	-Revisión sistemática del protocolo de estudio -Adultos mayores de 18 años diagnosticados de SII con criterio de Roma I o II o III o IV, criterios de Manning o puntuación de Kruis	Combinación de probióticos	-Evaluación de la calidad de la evidencia mediante el sistema GRADE versión 3.6.1	-El SII está relacionado con cambios en la microbiota intestinal. Existe una relación negativa entre el dolor abdominal y el exceso de Bifidobacterias en la cavidad intestinal. -Demuestran que los probióticos pueden aliviar los síntomas del SII.

	medicina herbolaria china				
Lyra, Hillilä, Huttunen, Männikkö, Taalikka, Tennilä, Tarpila, Lahtinen, Ouwehand, Veijola [33] 2016 Finlandia	Determinar los efectos del Lactobacillus acidophilus NCFM en los síntomas del SII y la calidad de vida	Ensayo clínico aleatorio, triple ciego: adultos con SII determinado por criterio Roma III recibieron 109 o 1010 unidades formadoras de colonia de NCFM o placebo, diariamente durante 12 semanas	Probiótico L.acidophilus NCFM	-Síntomas generales: mediante sistema de puntuación de gravedad del SII (IBS-SSS) -Dolor abdominal: mediante sistema de puntuación de gravedad del SII (IBS-SSS) -Ansiedad total: mediante cuestionario calidad de vida IBS-QoL -Consistencia de las heces: mediante escala Bristol de heces	-La microbiota de cada individuo puede afectar a la etiología y síntomas del SII. Los cambios en la microbiota y los productos fermentados están asociados a cambios en la permeabilidad intestinal, anormalidades en la inmunidad, interacción microbiota-cerebro y alteraciones neuromusculares. Por todo ello, la manipulación de la microbiota se está teniendo en consideración en el tratamiento del SII -Los estudios son limitados debido a muestras inadecuadas, periodos de intervención, diseño de prueba deficiente y debido a que cada tipo de cepa o combinación necesita un ensayo clínico por separado para demostrar la eficacia.

					- Lactobacillus acidophilus NCFM disminuye el dolor abdominal frente al placebo ya que aumenta el umbral del dolor visceral, pero no demuestra mejoría en el resto de síntomas comparando al placebo.
Mezzasalma, Manfrini, Ferri, Sandionigi, La Ferla, Schiano, Michelotti, Nobile, Labra, Di Gennaro [34] 2016 Italia	Demostrar la eficacia de los probióticos en el alivio de los síntomas de pacientes con SII asociados a estreñimiento, utilizando dos formulaciones probióticas distintas.	Estudio clínico paralelo aleatorio, doble ciego, de tres brazos. Pacientes con SII-estreñimiento divididos en tres grupos: el 1 recibe L. acidophilus y L. reuteri, el 2 L. plantarum, L. rhamnosus y B. animalis subsp. Lactis; y el grupo 3 placebo,	Probióticos	-Síntomas generales: *dolor abdominal *hinchazón abdominal *flatulencia *estreñimiento *calambres abdominales Todos ellos se miden con un cuestionario de acuerdo a la guía de la FDA (Administración de Medicamentos y	-Es fundamental un equilibrio entre bacterias beneficiosas y patógenas para mantener un buen estado intestinal y mejorar los síntomas del SII. -Se cree que es más eficaz la combinación de varias cepas que de una sola. -Es el desarrollo de un ensayo clínico que puede respaldar el papel de bacterias intestinales en las enfermedades del SII y el papel potencial de probióticos pertenecientes a varias especies en el manejo de estos trastornos. -Dolor, hinchazón y flatulencia mejoran con probióticos; no, sin embargo, el

		diariamente, durante 60 días		Alimentos de los EEUU) -Calidad de vida: mediante cuestionario calidad de vida IBS-QoL	tiempo de tránsito, urgencia o calambres abdominales. -Estreñimiento: mejora en el grupo de probióticos. -El cambio en los síntomas se correlaciona con una mejoría en la calidad de vida.
Zhang, Li, Guo, Mu, Feng, Zuo, Li [31] 2016 China	Evaluar la eficacia de los diferentes probióticos, su dosis y su duración de tratamiento en pacientes con SII según criterio Roma III	-Meta-análisis de ensayos controlados aleatorios: pacientes con SII según criterio Roma III. -Comparan grupo que toma probióticos durante más de 7 días frente a placebo	-Probióticos únicos, a dosis bajas y durante un tiempo corto -Mezcla de probióticos	-Síntomas generales: mediante sistema de puntuación de gravedad del SII (IBS-SSS) -Dolor abdominal: mediante escala analógica visual (EVA) -Hinchazón abdominal: mediante escala analógica visual (EVA)	-La terapia con probióticos se asocia a una mejoría en la respuesta general de síntomas del SII y la calidad de vida pero no en síntomas individuales del SII (dolor e hinchazón abdominal). -Probióticos únicos, a bajas dosis y de corta duración tienen un mayor efecto en los síntomas y la calidad de vida. -Los probióticos pueden afectar a la función de la barrera intestinal y ejercer acciones antiinflamatorias. -Recientemente se han identificado nuevas terapias para alterar la microbiota intestinal y se incluyen la dieta FODMAP, los probióticos y los antibióticos.

				-Calidad de vida: mediante cuestionario de salud SF-12, escala de Likert de 5 puntos [36] y estudio SMD	-Muchos estudios clínicos han investigado los efectos de los probióticos en SII y más de la mitad han podido demostrar sus efectos beneficiosos en el SII, pero son difíciles de comparar. -En 7 de 15 estudios se demostró una disminución de >50% del dolor y >50% del alivio del malestar. Otras definiciones incluyeron una mejora de >50 puntos en la puntuación global de la gravedad de los síntomas del SII. -En el estudio no se observa mejoría en el dolor abdominal. - En el subgrupo de probióticos, solo 1 estudio utiliza un único probiótico, los otros 8 estudios utilizan una combinación de probióticos. -Los resultados obtenidos son contradictorios a otros estudios. -En el metaanálisis hay más estudios con combinaciones de probióticos que en comparación con un solo probiótico.

					Sólo un estudio que utiliza probióticos únicos es incluido en la evaluación de la calidad de vida. -Demuestra que los probióticos individuales parecen ser más efectivos, frente a los combinados, en la respuesta general a los síntomas, pero no a la calidad de vida. Los síntomas individuales del SII no muestran mejoría ni con la toma individual ni tampoco en la de combinación de probióticos. -Un tratamiento a corto plazo (<8 semanas) da mejores resultados, abandono en los tratamientos largos.

TABLA 3: Extracción de datos de dieta más probióticos

AUTORES AÑO/PAÍS	OBJETIVOS	METODOLOGÍA	DIETA MÁS PROBIÓTICOS ESTUDIADOS	QUÉ EFECTOS SE MIDEN Y CÓMO	RESULTADOS
Catinean, Neag, Nita, Buzea, Buzoianu [15] 2019 Rumania	Evaluar los resultados de tres tratamientos en pacientes con SII: tratamiento con rifaximina, FODMAP, mezcla de esporas de cinco Bacillus spp	Estudio prospectivo aleatorizado. N: 90 (30/c grupo aleatorizados) Tres grupos de estudio: *Grupo 1: rifaximina durante 10 días seguido de un nutraceútico (probiótico en combinación con prebiótico, fibra soluble y vitaminas) *Grupo 2: recibió una fórmula de	-Dieta baja en FODMAP -Probióticos (mezcla de esporas de 5 Bacillus spp)	-Sintomatología: con sistema de puntuación de gravedad del SII (IBS-SSS) -Calidad de vida mediante cuestionario IBS-QoL -Sensación de volumen rectal utilizando un catéter anorrectal: a los 34 días todos los tratamientos probados tuvieron efectos beneficiosos	-No diferencias significativas entre grupos en edad ni masa corporal al inicio. -En todos los tratamientos, mejoras significativas en sintomatología. -El tratamiento con esporas consigue más mejoría sintomatológica que la Rifaximina+agente nutraceútico y similar a Rifaximina+FODMAP bajo. -Si los síntomas están relacionados con disbiosis en la microbiota intestinal, los resultados muestran que el tratamiento con probiótico de Bacillus spp tiene capacidad de disminuir la disbiosis a niveles como si se tratase con antibiótico. -Rifaximina con agente nutraceútico o dieta baja en FODMAP es mejor, ya que restauran las buenas bacterias intestinales que mata Rifaximina, recuperando el equilibrio.

		esporas de cinco Bacillus spp durante 34 días *Grupo 3: Rifaximina y dieta baja en FODMAP			La calidad de vida a los 34 días era mejor con el tratamiento con Bacillus que con los de Rifaximina. -Sensación de volumen rectal mejora en los 3 parámetros (sensación, tenesmo y dolor), con Rifaximina, mientras que el nutraceútico solo en tenesmo; y en caso de dieta baja de FODMAP en sensación y dolor.

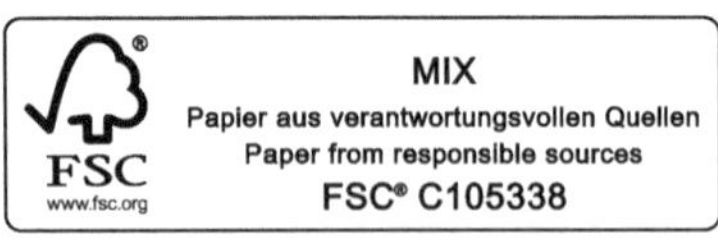

Printed by Books on Demand GmbH, Norderstedt / Germany